AF392988

DE LA CURABILITÉ

DES

LUXATIONS CONGÉNITALES DU FÉMUR

PAR M. LE DOCTEUR PRAVAZ.

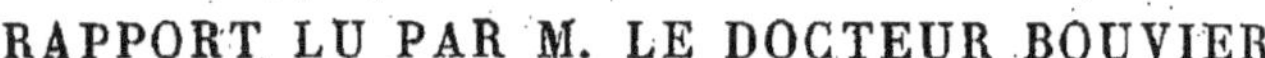

RAPPORT LU PAR M. LE DOCTEUR BOUVIER

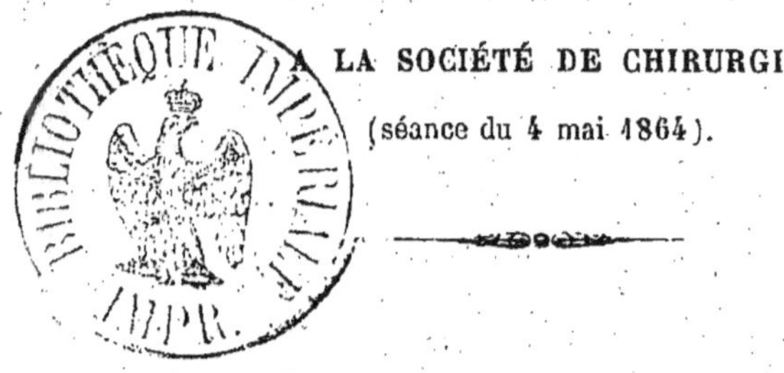

A LA SOCIÉTÉ DE CHIRURGIE

(séance du 4 mai 1864).

Messieurs, je viens vous rendre compte, en mon nom et au nom de mes honorables collègues, MM. Broca et Chassaignac, d'un travail sur la curabilité des luxations congénitales du fémur, qui vous a été lu, le 17 février dernier, par M. le docteur Pravaz.

Il y a moins de quarante ans, la luxation congénitale du fémur était inconnue aux praticiens ; le *Traité des maladies chirurgicales* de Boyer, tableau assez fidèle de la chirurgie de cette époque, n'en fait pas même mention. Quoi de surprenant si l'histoire de cette singulière lésion est encore imparfaite, si ses obscurités causent encore quelque embarras dans la pratique et peuvent entraîner à des erreurs de diagnostic ou de traitement !

La question de diagnostic est tout, lorsqu'il s'agit de décider par les faits la question de la curabilité des luxations fémorales congénitales.

Or, c'est principalement par un fait qu'il regarde comme un cas de guérison, que M. le docteur Pravaz a cherché à établir cette curabilité dans son travail.

Le sujet de l'observation qu'il vous a communiquée vous a été présenté ; des photographies de son état antérieur et de son état actuel ont été mises sous vos yeux.

M. Pravaz s'est attaché d'abord à démontrer que cette petite fille était affectée en 1861, alors âgée de sept ans, d'une luxation congénitale des deux fémurs. Votre commission n'émet aucun doute sur ce premier diagnostic.

Après avoir exposé le traitement employé du mois de septembre 1861 au mois de novembre 1863, c'est-à-dire pendant plus de deux ans, notre honorable confrère développe les motifs qui le font croire à la réduction des deux luxations.

Vos commissaires avaient pour mission spéciale de vérifier l'exactitude de ce second diagnostic.

Au temps d'Hippocrate, les signes de la luxation congénitale du fémur ne se tiraient guère que de la démarche des sujets et de leur aspect extérieur. « Chez certains individus, est-il dit au *Traité des articles*, dès la naissance chez les uns, chez les autres par l'effet d'une maladie, les deux cuisses se sont luxées en dehors....... Les deux jambes deviennent charnues, et, s'il y manque quelque chose, ce n'est qu'à *la partie interne*....... Ces infirmes se balancent, dans la marche, également de l'un et de l'autre côté, ὁμοίως σαλευουσιν ἐν τῇ ὁδοιπορίῃ ἔνθα καὶ ἔνθα; ils ont les fesses très-proéminentes, à cause de l'écartement des têtes des fémurs. » (*OEuvres d'Hippocrate*, traduites par Littré, t. IV, p. 245.)

Ces symptômes, si bien rendus par la langue pittoresque des Grecs, ne constituent néanmoins que des signes équivoques de la luxation ; ils peuvent se rencontrer dans d'autres circonstances, et ils peuvent être peu marqués si le déplacement est peu étendu. On a donc dû recourir, pour fonder le diagnostic, à des indices plus certains, tels que ceux que le toucher révèle dans une exploration attentive de la région affectée.

« Les signes de toutes déloueures, dit Ambroise Paré, sont tumeurs ou gibbosités où l'os est forjeté, et cavité au lieu dont il est sorti. » Et J. L. Petit redit en meilleur français que des signes communs à toutes les luxations sont « la cavité qui se trouve au lieu d'où l'os est sorti, l'éminence que l'on remarque au lieu où il s'est placé ». Hippocrate a indiqué ces signes pour la luxation traumatique du fémur, et les a rappelés, quoique plus vaguement, pour la luxation congénitale, dans le passage que j'ai cité plus haut.

La réunion de ces deux signes, vide laissé par l'os luxé, saillie de cet os à la nouvelle place qu'il occupe, donne en effet la certitude du déplacement, de même que leur disparition établit d'une manière tout aussi absolue la certitude de la réduction.

Mais la conformation naturelle ou acquise des os, leur profondeur et l'épaisseur des parties molles qui les recouvrent, ne permettent pas toujours de percevoir aisément l'un et l'autre signe : c'est ce qui a lieu, en particulier, dans les luxations congénitales du fémur.

Quel est, dans ce genre de déplacement, celui des deux signes d'Ambroise Paré qui peut jeter le plus de jour sur le diagnostic, soit de la luxation, soit de la réduction?

Votre rapporteur a dit, il y a déjà un certain nombre d'années, que c'était la saillie de l'os dans sa nouvelle place, saillie perçue, au besoin, à l'aide du procédé de Després.

Notre regretté collègue Pravaz père a dit, au contraire, que c'était le vide laissé à l'aine par le déplacement du fémur. M. Pravaz fils a attaché, dans son travail, une égale importance à l'un et à l'autre signe.

Notre honorable confrère expose, relativement à l'état actuel de l'enfant : 1° que, d'une part, la rotation et la flexion forcée des cuisses ne font plus retrouver les têtes fémorales sur la face externe de l'ilium, où on les sentait distinctement avant le traitement dans ce double mouvement du membre; 2° que, d'autre part; on sent au contraire, comme dans l'état normal, la tête de chaque fémur rouler sous le doigt au pli de l'aine, en dehors de l'artère fémorale, dans les mouvements de flexion et de rotation de la cuisse, ce que l'on ne pouvait percevoir avant le traitement; les aines, dit M. Pravaz, étaient alors profondément déprimées, tandis qu'elles n'offrent plus aujourd'hui cet enfoncement caractéristique.

Ces faits suffisaient, s'ils étaient réels, pour démontrer le replacement des fémurs dans les cavités cotyloïdes ; ils ont donc dû avant tout appeler l'attention de la commission.

Vos commissaires n'ont pas tardé à reconnaître que la recherche de la tête du fémur du côté de la région inguinale ne présentait qu'obscurité et incertitude; qu'il était facile de se méprendre sur la véritable situation de l'os en voulant la déterminer par l'exploration de la région antérieure de l'articulation; qu'en un mot, dans l'espèce, le signe de réduction tiré du soulèvement de l'aine par la présence de la tête fémorale, et du roulement de cette tête sous le doigt dans certains mouvements de la cuisse, était équivoque et peu appréciable.

Qu'il me soit permis de rappeler que, dans des faits antérieurs, ce signe s'est montré tellement infidèle que j'ai retrouvé la luxation la mieux caractérisée sur des sujets qui, assurait-on, avaient présenté distinctement le roulement de la tête fémorale sous le doigt, au pli de l'aine, dans la rotation de la cuisse. J'ai fait mention ailleurs de l'inutilité de mes recherches pour sentir nettement, dans l'état normal, ce roulement du fémur dans l'aine ; je n'y suis même parvenu, sur le cadavre, qu'après avoir enlevé les parties molles et mis à nu la capsule articulaire.

Il restait à votre commission le signe considéré par M. Malgaigne, — qui partage en cela mon opinion, — comme « le seul signe pathognomonique », celui qui se tire de la présence de la tête du fémur hors de sa cavité, s'il y a luxation, et de son absence dans le même lieu, quand on l'y avait trouvée auparavant, s'il y a réduction.

Lorsqu'on examine la petite malade de M. Pravaz debout ou couchée, les cuisses dans l'extension ou modérément fléchies, on ne découvre pas tout d'abord, même en leur imprimant des mouvements de rotation, la saillie de la tête du fémur en arrière du cotyle ; mais, en donnant à la flexion toute l'étendue possible, en variant l'attitude de l'enfant de manière à l'observer sous différents aspects et à faire concourir à cette exploration la vue et le toucher, on finit par sentir très-distinctement les têtes fémorales, d'autant plus proéminentes et d'autant plus éloignées des crêtes iliaques que la flexion est plus forcée. On les voit alors remonter obliquement en avant dans l'extension, et s'enfoncer sous la masse musculaire qui forme la partie antérieure de la fesse. En répétant plusieurs fois cet examen, en se guidant par les rapports du trochanter, de l'épine antéro-supérieure de l'ilium et de toutes les autres parties osseuses accessibles à la vue ou au toucher, vos commissaires sont restés convaincus que chacune des têtes fémorales est placée sur la partie antérieure de la face externe de l'ilium, à peu de distance du cotyle, en arrière et au-dessus de celui-ci, dans le voisinage de l'épine iliaque antéro-inférieure ; qu'en conséquence les deux luxations subsistent encore.

La persistance des luxations devait entraîner celle de tous les symptômes propres à ce genre d'infirmité. C'est aussi ce qui a lieu ; seulement, ces symptômes sont moins accusés qu'ils ne le sont dans beaucoup de cas analogues, et qu'ils ne l'étaient avant le traitement, ainsi que cela est établi par la description de M. Pravaz, par le témoignage de plusieurs honorables chirurgiens de Lyon, et par la différence des photographies prises avant et après la cure.

Ainsi, le grand trochanter, quoique encore trop élevé, paraît s'être abaissé relativement à l'épine iliaque ; la fesse est moins déformée, la cuisse moins courte par rapport à la jambe, la région inguinale moins déprimée ; l'ensellure lombaire, la saillie du ventre subsistent, mais beaucoup moins prononcées ; le mouvement d'abduction des cuisses a gagné en étendue ; la marche conserve un balancement caractéristique, mais beaucoup moins apparent ; elle est d'ailleurs moins laborieuse, et l'enfant se fatigue moins promptement.

Nous constatons avec plaisir ces notables améliorations, qui montrent que l'art n'a pas été, dans ce cas, tout à fait impuissant.

Comment ces améliorations se sont-elles produites ? Que s'est-il passé dans les parties affectées qui puisse expliquer les changements avantageux qu'elles ont subis pendant les deux années qu'a duré le traitement ?

Nous ne pouvons vous présenter à cet égard que des conjectures, n'ayant pas assisté à l'évolution des faits.

La première supposition qui s'offre naturellement à l'esprit, c'est que le déplacement aurait été plus étendu avant le traitement, et que les tractions auraient amené le fémur dans un lieu plus rapproché de la cavité cotyloïde, ce qui aurait amoindri les effets sensibles de la luxation. L'un de nous a justement fait remarquer qu'il ne fallait pas pour cela une très-grande différence dans la situation de la tête fémorale, que quelques millimètres de plus, en avant ou en arrière, suffisaient, par exemple, pour changer les conditions d'équilibre du bassin, et pour modifier considérablement l'ensellure lombaire et les symptômes qui en dépendent.

Cependant, on peut concevoir des doutes sur l'exactitude de cette interprétation :

1° Parce qu'on ne connaît pas de précédents propres à lui prêter l'appui de l'analogie ;

2° Parce que, si la tête avait été placée plus en arrière, on l'aurait sentie à la fesse, même dans l'extension du membre, ce qui eût été noté dans l'observation ;

3° Parce que divers symptômes de la luxation, tels que l'ensellure lombaire, peuvent se montrer à des degrés différents dans des cas semblables pour l'étendue du déplacement, de sorte que le plus ou moins d'intensité des symptômes n'est pas en rapport nécessaire et constant avec la place qu'occupe le fémur.

Je serais disposé, pour ma part, à hasarder une autre explication, fondée sur le rôle des muscles dans la production de certains symptômes de la luxation.

Il est, en effet, une circonstance assez fréquente dans ce genre de lésions : c'est que la rétraction des muscles fléchisseurs et adducteurs de la cuisse s'ajoute consécutivement aux autres désordres qui la constituent. Alors l'inclinaison du bassin en avant, l'ensellure lombaire qui en dépend, sont exagérées dans la station par la prédominance des fléchisseurs, qui abaissent la partie antérieure du bassin, sur les extenseurs, qui le retiennent en arrière. En même temps, l'abduction des cuisses est fort gênée. Que l'on parvienne, par des moyens quelconques, à allonger les muscles rétractés, à rétablir la puissance d'action de leurs antagonistes, on aura fait disparaître une des causes de l'attitude vicieuse du squelette, on aura rétabli en partie la liberté des mouvements normaux ; la plupart des phénomènes extérieurs qui sont le produit de la luxation en deviendront moins prononcés.

En admettant, dans l'espèce, que l'insuffisance d'action des extenseurs, que l'excès de contraction ou même le raccourcissement permanent des fléchisseurs fussent en partie la cause de l'inclinaison exagérée du bassin en avant, de l'énorme ensellure qui se voit sur la première photographie, on comprend aussitôt que des tractions continues, prolongées, dans la position horizontale, aient en partie fait disparaître ces symptômes en livrant la ceinture pelvienne à l'action mieux balancée des agents contractiles qui la tiennent en équilibre sur les fémurs. Des avantages tout à fait semblables ont été obtenus dans d'autres cas par des procédés analogues; j'en ai moi-même cité ailleurs un exemple qui m'est propre.

J'ajouterai que, comme l'a fait remarquer l'un de nous, M. Chassaignac, l'augmentation absolue de la force musculaire contribue sans doute également à cette position meilleure du bassin ; car cette position a varié sous les yeux de la commission, selon que l'enfant était reposée ou qu'elle subissait encore l'influence de la fatigue ; les symptômes apparents de la luxation étaient plus prononcés dans ce dernier cas.

Ce redressement du bassin, de quelque manière qu'il ait été produit, est le résultat le plus saillant du traitement employé chez la malade de M. le docteur Pravaz. C'est à ce redressement que sont dus d'autres changements, qui ont porté notre honorable confrère à croire à la réduction de la luxation. Ainsi, le grand trochanter lui a paru descendre par rapport à l'épine iliaque; mais, en réalité, c'est l'épine iliaque qui a remonté, avec toute la moitié antérieure du bassin, dans le mouvement de bascule d'avant en arrière que celui-ci a éprouvé, mouvement inverse de celui qui donne lieu à l'ensellure lombaire. La cuisse s'est allongée en apparence, parce que l'angle rentrant qui répond au creux de l'aine s'est ouvert, et qu'une plus grande distance a séparé l'épine iliaque antéro-supérieure de la tête du péroné. Cette distance était nécessairement de beaucoup réduite par la flexion du bassin sur la cuisse, comme chacun sait qu'elle l'est naturellement par la flexion de la cuisse sur le bassin. On obtient instantanément un semblable allongement de trois, quatre, cinq centimètres, dans toute luxation congénitale à forte ensellure, en faisant coucher les petits malades et en redressant l'axe du bassin , très-incliné en avant dans la station.

A la suite de l'observation de sa petite malade, M. le Dr Pravaz a présenté des remarques judicieuses sur les obstacles que la conformation des os ou de la capsule fibreuse peut opposer à la réduction, et sur les conditions anatomiques qui peuvent faire que ces obstacles ne soient pas toujours insurmontables. Il fait observer avec raison que l'insuffisance des observations anatomo-pathologiques ne permet pas de prononcer en dernier ressort *a priori* sur la curabilité des luxations congénitales du fémur. Votre commission pense qu'en effet on ne saurait ici engager l'avenir, qui peut conduire, au moins pour quelques cas, à des notions et à des données nouvelles. Votre rapporteur lui-même, qu'on a trouvé parfois trop sceptique à l'endroit des guérisons annoncées, disait en 1855 et répète encore aujourd'hui : « Je réserve l'avenir pour mes confrères et pour moi-même, et surtout dans l'intérêt des malades. *Il se peut qu'on obtienne dans la suite un résultat qu'il nous a été impossible d'atteindre jusqu'ici.* »

'Notre honorable confrère termine son mémoire par l'examen de quelques critiques qui ont été adressées à la méthode de traitement de son père. Ces critiques ont porté spécialement sur l'utilité et les effets des tractions prolongées et de la progression horizontale au moyen du char à pédales. Les idées théoriques que M. le docteur Pravaz développe à cette occasion paraissent assez plausibles ; mais votre commission, n'ayant été témoin d'aucun fait qui les confirme, ne saurait se prononcer entre les assertions de l'auteur et celles de ses adversaires. Elle croit néanmoins que la méthode de Pravaz père est encore celle qui offrirait le plus d'avantages, si l'on voulait faire de nouvelles tentatives pour la réduction des luxations fémorales congénitales.

En résumé, le travail de M. le docteur Pravaz est l'œuvre consciencieuse d'un homme initié de bonne heure, et par les leçons de son père, et par sa propre expérience, à la pratique spéciale qu'il a embrassée. Le fait intéressant, dont il a placé le sujet sous nos yeux, jette une vive lumière sur les effets de la méthode de Pravaz, en montrant que, même sans reconstituer l'articulation normale, cette méthode peut, dans certains cas, procurer une amélioration satisfaisante dans la position des jeunes infirmes. Que notre honorable confrère persévère dans ses laborieuses recherches ! Qu'il se prémunisse contre des illusions dont il n'est pas toujours facile de se défendre, et, quel que soit le résultat de ses efforts, ils lui donneront de nouveaux titres à l'estime de ses confrères et à la reconnaissance des familles.

Nous avons l'honneur de vous proposer :

1º D'écrire une lettre de remercîment à **M.** le docteur Pravaz pour son importante communication ;

2º De déposer honorablement son mémoire dans les archives de la Société.

Paris. — Typographie de Henri Plon, imprimeur de l'Empereur, rue Garancière, 8.